BEI GRIN MACHT SICH IHR WISSEN BEZAHLT

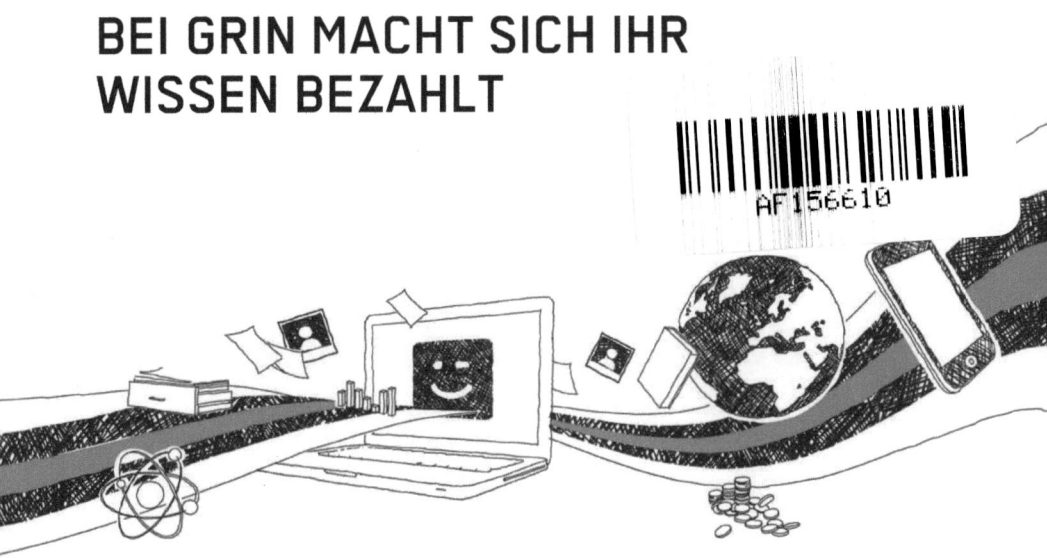

- Wir veröffentlichen Ihre Hausarbeit,
  Bachelor- und Masterarbeit

- Ihr eigenes eBook und Buch -
  weltweit in allen wichtigen Shops

- Verdienen Sie an jedem Verkauf

Jetzt bei www.GRIN.com hochladen und kostenlos publizieren

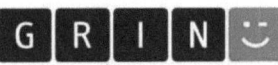

Der klinische Hirntod. Gibt es vor dem Hintergrund der Nahtodforschung ein Bewusstsein danach?

Gertrud Klock-Keine

Bibliografische Information der Deutschen Nationalbibliothek:

Die Deutsche Nationalbibliothek verzeichnet diese Publikation in der Deutschen Nationalbibliografie; detaillierte bibliografische Daten sind im Internet über http://dnb.d-nb.de abrufbar.

ISBN: 9783346393432
Dieses Buch ist auch als E-Book erhältlich.

Druck und Bindung: Books on Demand GmbH, Norderstedt Germany
Gedruckt auf säurefreiem Papier aus verantwortungsvollen Quellen

Das vorliegende Werk wurde sorgfältig erarbeitet. Dennoch übernehmen Autoren und Verlag für die Richtigkeit von Angaben, Hinweisen, Links und Ratschlägen sowie eventuelle Druckfehler keine Haftung.

Das Buch bei GRIN: https://www.grin.com/document/1007464

Gertrud Klock-Keine

Lehrgang: Psychologische Beraterin

Abschlussarbeit

Thema:

Gibt es vor dem Hintergrund der Nahtodforschung, ein Bewusstsein nach dem klinischen Hirntod ?

Inhaltsverzeichnis

Vorwort / Anmerkung

Ich bitte um Verständnis und Berücksichtigung, das dass wissenschaftlich breitgefächerte Gebiet der Bewusstseins- und Nahtodforschung, in dieser Abschlussarbeit, nicht die Vollständigkeit der vorhandenen Ergebnisse in den maximal erlaubten 15-seitigen Abschlussarbeit widerspiegeln oder wiedergeben kann. So konnten hier nur die relevantesten Ergebnisse dieses Themas verarbeitet und präsentiert werden.

1. Einleitung

Das Thema Tod und Sterben und was kommt danach, ist eine der größten noch ungelösten wissenschaftlichen, philosophischen und menschlichen Fragen in unserer Zeit und es ist zugleich eines der größten Tabus in unserer Gesellschaft, über das nicht gerne gesprochen wird. Es machen sich Unsicherheit, Verdrängung oder Angst, in vielen Menschen bemerkbar, wenn es um das Thema Tod und Sterben geht.

Meine Intention, dieses Thema zu meiner Abschlussarbeit zu wählen, ist der Diskussion geschuldet, ob Menschen die als klinisch Hirntod gelten, kein Ich-Bewusstsein und Aussenbewusstsein mehr wahrnehmen oder andererseits, vor dem Hintergrund der aktuellen Nahtodforschung , sehr wohl über ein Ich-Bewusstsein und Aussenbewusstsein verfügen.

Die aktuell vorliegenden wissenschaftlichen Studien und Forschungen zum Thema Nahtoderfahrung, könnten Anlass zur Annahme geben, dass mit dem Tod/Hirntod eines Menschen, der Körper stirbt, sein Bewusstsein hingegen aber nicht stirbt und weiter existiert. Für die Mehrheit der Neurologen und Mediziner hingegen gilt die Hypothese, dass Bewusstsein nicht unabhängig vom Gehirn existieren kann. Die Frage, ob es ein Bewusstsein nach dem aktuell definierten Hirntod eines Menschen gibt, würde natürlich u.a. auch die Organentnahme nach dem festgestelltem klinischem Hirntod eines Menschen in Frage stellen.

Im nachfolgenden werde ich den Begriff „Nahtoderfahrung" mit der Abkürzung „NTE" benennen. Ich wünsche mir, das meine Abschlussarbeit zum Nachdenken über dieses Thema anregen kann.

2. Allgemeine Fakten zur „NTE"

Epochalen Einfuss hatte das 1975 veröffentlichte Buch des amerikanischen Arztes und Psychiaters Raymond A. Moody.[1] Unter dem Titel „Life after Life" (dt. Leben nach dem Tode"), publizierte der damals angehende Mediziner eine Sammlung von Berichten Wiederbelebter, die ihm und der Nahtodforschung weltweite Berühmtheit bescherten.

Moody erwarb seinen medizinischen Doktorgrad 1976 am Medical College of Georgia,

und war anschließend bis 1985 als forensischer Psychiater tätig. Nach Eröffnung der eigenen Praxis lehrte er auch Philosophie an der East Carolina University, Greenville. Erstmals bekamen NTE-Betroffene Erklärungen und Antworten auf viele ihrer Fragen und konnten die Erfahrungen die sie gemacht hatten, mit den geschilderten Erfahrungs-berichten im Buch vergleichen und endlich für sich einordnen. Vielen wurde erst nach dem Lesen dieses Buches klar, dass das was sie erlebt hatten, eine NTE war und das es jetzt einen Namen für dieses Phänomen gab. Das Buch avancierte zum Bestseller und half vielen Menschen die eine NTE erlebt hatten, sich nicht mehr allein mit Ihrer Erfahrung zu wissen. Es folgte in den 80 Jahren die Schweizer Ärztin und große Sterbeforscherin Dr. Elisabeth Kübler-Ross,[2] die mit Ihren Forschungsergebnissen und mit ihrem 1984 veröffentlichtem Buch und Bestseller „Über den Tod und das Leben danach" das Thema NTE endgültig in breiten gesellschaftlichen Schichten salonfähig machte.

Dank dem medizinischem Fortschritt, können Menschen heutzutage in lebensbedroh-lichem Zustand, im Koma oder sogar als klinisch Hirntod diagnostizierte Menschen durch moderne Reanimationstechniken ins Leben zurück geholt werden. Viele Menschen, die dies erlebt haben, geben authentische Berichte über die Zeit in der sie als medizinisch tot oder dem Tod nahe galten. Der Schweizer Franz Dschulnigg beschäftigt sich seit über 40 Jahren mit dem Thema. Der ehemalige leitende Angestellte beim Kanton Bern hielt über 80 tiefgehende emotionale Berichte von Betroffenen in Kurzfilminterviews fest und veröffentlichte sie auf https://www.youtube.com/c/EmpirischeJenseitsforschung/videos, (abgerufen am

---

[1] Dr.Raymond A. Moody, Life after Life, 1975 englische Ausgabe, 1978 Erstausgabe in Deutsch, Rowohlt Reinbeck
[2] Elisabeth Kübler Ross, „Über den Tod und das Leben danach" 40. Auflage 2012, Verlag die Silberschnur GmbH

22.12.2020). Der bekannte niederländische Kardiologe Dr. Pim van Lommel der bis 2003 als Kardiologe am Rijnstate-Krankenhaus in Arnheim tätig war, sorgte mit seiner wissenschaftlichen Langzeitstudie zur Nahtoderfahrung in der medizinischen Welt für viel Aufmerksamkeit. Nach dem er selbst, in seinem beruflichen Alltag mit den besonderen und unerklärlichen Berichten von wiederbelebten Herzpatienten/innen konfrontiert wurde, (die wiederbelebten Patienten gaben viele Details der vorangegangenen Operation oder Behandlungen wieder, die sie in tiefer Narkose oder klinisch Tod niemals hätten beschreiben können), forschte er dazu an einer breitangelegten wissenschaftlichen Langzeitstudie an 344 holländischen Patienten. Die wissenschaftliche Studie wurde 2001 im „The Lancet" [3] publiziert und in seinem Buch „Endloses Bewusstsein" [4] 2007 detailliert verarbeitet.

Neuere amerikanische und deutsche Forschungen haben ergeben, dass ungefähr 4.2 Prozent der Bevölkerung von einer NTE berichten.[5] In den Niederlanden hätten bei Vergleichbarkeit der Bevölkerungszahl wahrscheinlich 600 000 Menschen eine NTE erlebt. In Deutschland wären dies ungefähr 3,4 Millionen.
Es zeigten sich in verschiedenen Studien keine Zusammenhänge bei den Merkmalen oder der Häufigkeit der Menschen, die eine NTE erlebt haben. So spielen bei einer NTE, Geschlecht, Rasse, soziale Klasse, Religion, Bildungsniveau, Kultur, Beruf oder Familienstand keine bedeutende Rolle. Lediglich im Verarbeitungsprozess der Erfahrung, fielen Unterschiede in der Wortwahl der jeweiligen Religionszugehörigkeit auf. [6] Beim Alter der Betroffenen mit einer NTE belegen die Studien jedoch einen Zusammenhang. So ist die Wahrscheinlichkeit eine NTE zu erfahren, im Alter unter 60 Jahren häufiger als im fortgeschrittenen Alter über 60 Jahren. [7]

Die nachfolgenden Ergebnisse der Studie unterscheiden 2 Kategorien, in denen es zu einer NTE kommen kann:

---

[3]   „The Lancet" ist eine der ältesten und renommiertesten medizinischen Fachzeitschriften der Welt
[4]   Pim van Lommel, Endloses Bewusstsein, deutschsprachige Ausgabe 2009, Patmos Verlag, Schwabenverlag AG
[5] Pim van Lommel, Endloses Bewusstsein, S. 40 / 41

[6]   Pim van Lommel, Endloses Bewußtsein, S. 131
[7]   Pim van Lommel, Endloses Bewußtsein, S. 130

„Mögliche Situationen in denen eine NTE auftreten kann, unterscheiden sich in zwei Kategorien:

A: Situationen in denen die Gehirnfunktionen schwerwiegend betroffen sind:

Herzstillstand, Koma durch Gehirnschädigung, Koma durch Beinahe-Ertrinken (besonders bei Kindern), Zuckerkoma, Ersticken oder Atemstillstand, Koma durch Suizid oder Intoxikation, Bewusstlosigkeit durch niedrigen Blutdruck bei Schock als Folge, eines hohen Blutverlustes bei einer Geburt oder einer OP, bei allergischen Reaktionen, einer schweren Infektion (Sepsis), während einer Narkose mit Komplikationen, bei einem lebensgefährlichen Stromschlag.[8]

B: Situationen wo die Gehirnfunktionen nicht betroffen sind:

Bei ernstem, aber nicht lebensbedrohlichem hohem Fieber, bei extremer Austrocknung oder Unterkühlung, bei Depressionen oder einer existenziellen Krise, während einer Meditation, bei einem Spaziergang in der Natur (ohne medizinische Ursache), bei drohenden Verkehrsunfällen oder beim Bergsport, wenn der Tod unvermeidlich scheint."[9]

2.1 Inhalte einer „NTE"

Obwohl die Berichte der Menschen mit einer NTE sehr vielfältig sind, fällt dennoch auf, dass fast alle Betroffenen von bewußten außerkörperlichen Erlebnissen berichten. Sie sind sich ihrem persönlichem ich vollkommen bewusst und auch ihr Außenbewusstsein erscheint ihnen klarer und bewusster als sie es im Körper wahrnehmen konnten. Die Betroffenen berichten, dass sie sich ca. 2 bis 3 Meter neben oder über ihrem Körper schwebend befanden und aus dieser Perspektive alles um sich herum bewusst wahrnehmen konnten. Auch die körperlich Schwerverletzten empfanden in der jeweils lebensbedrohlichen Situation keinerlei Schmerzen, Panik, oder Angst. Allen gemein, ist die Aussage, der Verwunderung, des Wohlbefindens, und des unbeschreiblichen Freiheitsgefühls sowie der Leichtigkeit, die sie in diesem Zustand empfanden. Die anfängliche Irritation sich selbst von außen betrachtend zu sehen und darüber hinaus auch die Außenwelt absolut bewusst wahrnehmen zu können, ist für die Betroffenen ein tiefgehendes und

---

[8]   Pim van Lommel, Endloses Bewußtsein, S. 132
[9]   Pim van Lommel, Endloses Bewußtsein, S. 132

nachhaltiges Erleben, das sich tief einprägt und erkennend verfestigt. Sehr oft berichten sie von einem Tunnel durch den sie schwebten und an dessen Ende sich ein sehr helles, anziehendes Licht befand, das sie wie magisch anzog. Wenn sie diesem Licht sehr nahe kamen oder sogar in dieses Licht hineingingen, beschrieben die Betroffenen Zustände von großer bedingungsloser Liebe, völliger Glückseligkeit, von einem sich eins mit Allem fühlen, vom Aufgehoben sein, das Gefühl nach Hause gekommen zu sein, von einem sich ausdehnenden Bewusstsein, einer Lebensrückschau und einem unglaublichen Freiheitsgefühl, sowie eines natürlichen allumfassenden Wissens und Erkenntnis sowie des Verstehens der Zusammenhänge des eigenen und universellen Bewusstseins, dass immer mit allem anderen verbunden ist, wie sie berichten. Menschen einfachster Herkunft, beschäftigten sich nach ihrer NTE intensiv mit der Quantenphysik oder anderen nicht materiellen Wissenschaften.

Viele NTE-Betroffene berichten, dass sie von geliebten Verstorbenen in Empfang genommen wurden, die sie begrüssten oder ihnen eine Grenze aufzeigten, über die sie nicht gehen durften, da ihre Zeit noch nicht gekommen war und dann zog es sie zurück in Ihren Körper. Die Betroffenen betonen bei Ihren Ausführungen, das sie sich anfangs wehrten und nicht in ihren Körper zurückkehren mochten, aber nach geistiger Belehrung den Sinn ihres Lebens erkennen und die Aufgabe, die sie aus geistiger Sicht noch zu erfüllen haben akzeptieren und somit in ihren Körper zurückkehren.

Auffällig ist hier, das die Betroffenen ihre NTE auch nach vielen Jahren so authentisch und ohne Erinnerungslücken berichten können, als sei das Erlebte erst gestern passiert. Anders als bei intensiven Träumen, berichten die Betroffenen auch nach langen Jahren (20 bis 30 Jahre), ihre NTE mit so intensiven und authentischen Gefühlsbeschreibungen, dass die Zuhörenden und Zusehenden buchstäblich fühlen, dass diese Erfahrung wie sprichwörtlich eingebrannt ist, in die Seele des/der Betroffenen. Ein Vergleich z.B. mit intensiven Träumen hält beim Vergleich dem Erleben einer NTE in keiner Weise stand.

Van Lommel benennt in seinem Buch „Endloses Bewusstsein", die Einteilung einer NTE in 12 Elementen nach Moody: [10]

1. Das unaussprechliche der Erfahrung.

2. Ein Gefühl des Friedens und der Ruhe, Schmerzen sind verschwunden.

3. Die Erkenntnis tot zu sein.

4. Das Verlassen des Körpers (im englischen als „Out of Body" bezeichnet), oder eine außerkörperliche Erfahrung (AKE), in der man die eigene Reanimation oder Operation außer- oder oberhalb des eigenen Körpers bewußt wahrnimmt.

5a. Aufenthalt in einem dunklen Raum. Nur 15 Prozent der Betroffenen empfinden diese Erfahrung als beängstigend. In diesem dunklem Raum entsteht ein kleiner Lichtfleck, zu dem es sie hinzieht. Sie beschreiben dieses Erlebnis als:

5.b Tunnelerlebnis. Sie werden mit hoher Geschwindigkeit zum Licht gezogen.

5.c Etwa 1 bis 2 Prozent der Betroffenen kommen nicht über diesen dunklen Raum hinaus und erleben den Aufenthalt als furchteinflößende NTE. Dies wird manchmal auch Höllenerlebnis genannt.

6. Wahrnehmung einer außerweltlichen Umgebung, einer wundervollen Landschaft mit herrlichen Farben, schönen Blumen und manchmal auch Musik.

7. Begegnung und Kommunikation mit Verstorbenen.

8. Begegnung mit einem strahlenden Licht oder einem Wesen aus Licht. Die Erfahrung vollkommener Akzeptanz und bedingungsloser Liebe. Man tritt mit tiefem Wissen und Weisheit in Kontakt.

9. Lebensrückblick, auf das Leben seit der Geburt. Alles wird noch einmal durchlebt.Man überblickt das ganze Leben in einem einzigen Augenblick, es gibt weder Zeit, Raum noch Distanz, alles ist gleichzeitig.

10. Vorausschau oder „flash forward". Man hat das Gefühl, einen Teil des Lebens, der erst noch vor einem liegt, zu überblicken und zu betrachten. Auch hier gibt es weder Zeit noch Distanz.

11. Das Wahrnehmen einer Grenze. Man erkennt, dass nach dem Überschreiten dieser Grenze keine Rückkehr in den eigenen Körper mehr möglich ist.

---

[10] Pim van Lommel, Endloses Bewußtsein, S. 43

12. Die bewusste Rückkehr in den Körper. Nach der Rückkehr in den kranken Körper empfindet man tiefe Enttäuschung darüber, dass einem so etwas herrliches genommen wurde."

In diesem Zusammenhang ist es wichtig zu erwähnen, dass fast alle Betroffenen in Ihrer NTE von einem sehr klaren Bewusstsein sprechen. So konnten sehr viele Betroffene z.b. ihre eigene OP detailliert beschreiben und auch die Gespräche der Ärzte und Krankenschwestern während der OP wiedergeben, wo sie doch nicht bei Bewusstsein waren oder sich in tiefer Narkose befanden oder als klinisch Tod galten. Dieses Phänomen kann bis heute weder psychologisch noch medizinisch nachweislich erklärt werden.

3. Definition Hirntod

Nachfolgend zitiere ich die aktuell geltende Hirntod-Diagnostik, die von der Bundesärzte-kammer folgendermaßen definiert wird. [11] (https://www.netdoktor.de/krankheiten/hirntod/ (abgerufen am 12.01.2021)

„In Deutschland wird die Hirntod-Diagnostik gemäß dem Transplantationsgesetzes (TPG) im Detail von der Bundesärztekammer geregelt. Zuletzt wurde die in Deutschland dafür maßgebliche Richtlinie im März 2015 überarbeitet. Mit genauen und strengen Regeln sollen Unsicherheiten beim medizinischen Personal, vor allem aber Ängste und Sorgen von Angehörigen reduziert werden.
Bei der Hirntoddiagnostik muss ein genau geregelter Ablauf befolgt werden. Wird den Vorschriften genau Folge geleistet, gilt die Hirntod-Diagnostik als medizinisch sicher. Ziel der ausführlichen Untersuchung ist die Feststellung des **unumkehrbaren Ausfalls** der Funktionen des Großteils des Gehirns, insbesondere des Großhirns, Kleinhirns und des Hirnstamms. In der Richtlinie der Bundesärztekammer wird der Begriff **„unumkehrbarer Hirnfunktionsausfall"** anstatt „Hirntod" verwendet.Zwei qualifizierte Ärzte müssen unabhängig voneinander den Hirntod feststellen. Die Hirntod-Diagnostik soll nur von erfahrenen und besonders qualifizierten Ärzten (Intensivmedizin, Anästhesie, Neurologie oder Neurochirurgie) durchgeführt werden. Mindestens einer der Ärzte soll Neurologe oder Neurochirurg mit langjähriger

---

[11]   https://www.netdoktor.de/krankheiten/hirntod/

Erfahrung im Bereich der Intensivmedizin und Hirntod-Diagnostik sein. Die beiden Ärzte dürfen nicht an der sich eventuell anschließenden Organspende beteiligt sein und auch keine Weisungen der <u>daran</u> beteiligten Ärzte annehmen."

3.1 Definition Bewusstsein

Bis heute gibt es in den allgemein anerkannten materiellen Wissenschaften keine allgemein gültige Definition für Bewusstsein und wie es entsteht. Medizinisch gilt z.B. immer noch der Lehrsatz, dass Bewusstsein vom Gehirn produziert wird und lokal vorhanden ist. In der Psychologie gibt es folgende Definition: [12] (https://de.wikipedia.org/wiki/Bewusstsein) abgerufen am 12.01.2021)

„Das Bewusstsein ist ein zentraler Begriff für die Psychologie. Es ist einerseits die Gesamtheit der Erlebnisse, d.h. der erlebten psychischen Zustände und Aktivitäten (Vorstellungen, Gefühle usw.) und zum anderen das Bewusstsein als besondere Art des unmittelbaren Gewahrseins dieser Erlebnisse, die man auch als innere Erfahrung bezeichnet. Das phänomenale Bewusstsein und das Zugriffsbewusstsein sind von größter Bedeutung, da die beiden Phänomene das Wahrnehmen, Denken und Entscheiden umfassen. Außerdem ist die Unterscheidung von Bewusstem und Unbewusstem wichtig. Beides sind in der kognitiven Psychologie Pole des Wissensstandes über Vorhandenes und dessen Mitteilbarkeit wo viele Klarheitsgrade, die im Zusammenhang mit Absicht (Handlungsentwurf), Konzentration, kritischem Selbstbezug, Wachheit, Vorerfahrungen, Einordnungs-, Unterscheidungsfähigkeit und Affektstrebungen für Bewusstsein stehen."

4. Psychische Probleme nach einer NTE

Viele Menschen reagieren auch in unserer heutigen Zeit auf Erlebnisberichte einer NTE, aus Ihrem unmittelbaren Umfeld, sei es Verwandtschaft oder Freundeskreis mit tiefem Unbehagen und wenig Verständnis für die Betroffenen. Es scheint, als wenn hier eine unmittelbare Bedrohung durch die Aussagen der NTE- Betroffenen auf das Weltbild der Mitmenschen erfolgt. In ihrem Umfeld, werden die NTE-Betroffen oft als psychisch nicht gesund, oder noch schlimmer als verrückt angesehen. Das Umfeld fühlt sich in dieser Situation mit der eigenen Angst vor dem unwiderruflichen

---

[12] https://de.wikipedia.org/wiki/Bewusstsein

Tod nicht wohl, und möchte sich der Konfrontation nicht stellen und gerät dadurch selbst manchmal in eine nicht für sich selbst definierbare Ambivalenz mit diesem Thema. Die NTE-Betroffenen haben jedoch den schwersten Stand in der Verarbeitung ihrer Erfahrung. Sie sehen sich der Gefahr der Lächerlichkeit, der Ignoranz, und des Unverständnisses eines für die Umwelt unverständlichen Phänomens gegenüber. Aus der Studie von Pim van Lommel geht hervor, dass beim Versuch der Betroffenen, ihre NTE anzusprechen 50% der Angehörigen und 25 % der Freunde mit Ablehnung, 30% der Pflegekräfte, 85% der Ärzte und 50% der Psychiater negativ reagierten.[13]

Ein/e NTE-Betroffene/r beschreibt es in der Studie von Pim van Lommel folgendermaßen:

„Neben der positiven Erinnerung an meine NTE, gab es auch eine Phase großer Einsamkeit, die auf das Unverständnis meines unmittelbaren Umfelds und die damit verbundene Furcht und Aggression mir selbst gegenüber zurückging"[14]

Diese Aussage macht verständlich, wie allein, unverstanden und isoliert sich viele Betroffene nach einer NTE fühlen.

Dieser Komplex der vielfach negativen Wechselwirkungen mit dem Umfeld wird als interpersonelle Problematik bezeichnet und nachfolgend zitiert aus dem Buch „Endloses Bewusstsein" von Pim van Lommel aufgeführt:[15]

1. „Ein Gefühl der Exklusivität oder der Isolation von anderen die keine NTE erlebt haben.

2. Die Angst, von anderen lächerlich oder abgelehnt zu werden.

3. Probleme damit, die eigenen Persönlichkeitsveränderungen in den Erwartungshorizont der Familie und der Freunde zu integrieren.

4. Das Unvermögen, die Bedeutung und die Folgen der NTE in Worte zu fassen.

5. Schwierigkeiten, an alten Rollenmustern festzuhalten, deren Bedeutung sich mit der NTE gewandelt hat.

---

[13] Pim van Lommel, Endloses Bewusstsein, S. 103 u. 104
[14] Pim van Lommel, Endloses Bewusstsein, S. 104
[15] Pim van Lommel, Endloses Bewusstsein, S.104

6. Die Schwierigkeit, nach der Erfahrung der bedingungslosen Liebe während einer NTE, die Grenzen und Unzulänglichkeiten menschlicher Beziehungen zu akzeptieren.

7. Das Problem, mit Familienangehörigen über die eigenen großen Persönlichkeitsveränderungen zu sprechen, die als „soziales Sterben" erlebt werden.

8. Die gelegentlich absurd hohen Erwartungen von Familienangehörigen, nachdem sie durch populäre Veröffentlichungen Radio- oder Fernsehsendungen von positiven Veränderungen nach einer NTE erfahren haben"

In diesem Kontext wird sehr deutlich, dass Menschen mit den besonderen und tiefgehenden Erfahrungen einer NTE, geeignete Ansprechpartner für Ihre Problematik benötigen, um diese verarbeiten und einordnen zu können.

4.1 Die „NTE" von Anke Evertz (Neun Tage Unendlichkeit)

In diesem Abschnitt wird nun die NTE von Anke Evertz in ausführlicher Weise beschrieben, damit diese im Anschluss noch genauer auf das vorhandene Bewusstsein und die signifikanten Veränderungen nach der NTE betrachtet werden kann.

Mit eigenen Worten fasst Anke Evertz ihre NTE-Erfahrung folgendermaßen zusammen:

„Während mein Körper für neun Tage im Koma lag, wurde ich in die Welten geführt, die all meine menschlichen Vorstellungen sprengten. Hier durfte ich **ganz bewusst** in mein eigenes, viel größeres und weiseres Ich eintauchen, welches seither ständig mit mir in Verbindung steht. In diesen neun Tagen erhielt ich eine umfassende Schulung über den Sinn und die Zusammenhänge meines Lebens, tauchte in die Quelle der Schöpfung ein und fand sie schließlich in jeder meiner Zellen wieder."[16]

---

[16] Anke Evertz, „Neun Tage Unendlichkeit", Penguin Random House Verlagsgruppe GmbH, Neumarkter Str. 28, 81673 München, April 2019. S.

Anke Evertz beschreibt in ihrem Buch „Neun Tage Unendlichkeit"[17] ihre NTE in einem eindrucksvollen und persönlichem Bericht. Anke Evertz Beschreibung ihrer NTE aus dem Buch soll dabei hier sinngemäß wiedergegeben werden.

Im September 2009, einem nasskalten Tag geht Anke, wie so oft joggen um Ihren Kopf frei zu bekommen. Sie kommt durchgefroren und durchnässt nach Hause und will schnell den Kamin anzünden um sich aufzuwärmen. Beim Anzünden des Kamins verwechselt sie den flüssigen Kaminanzünder mit der Flasche Ethanol, deren Inhalt sie reichlich über das Kaminholz sprüht. Dabei entweicht unbemerkt auch Ethanol auf ihre Kleidung. Beim Anzünden des Kamins kommt es dann zum schweren Brandunfall. Sie steht innerhalb von Sekunden selbst in Flammen. Zunächst versucht sie noch die Flammen an ihren Beinen mit Aufschlagen der Hände zu löschen, aber die Flammen greifen auf ihren ganzen Körper über und innerhalb kurzer Zeit steht sie vollkommen in Flammen. Sie spürt wie ihre Haare Feuer fangen und sieht wie die Flammen bis zur Decke des Wohnzimmers auflodern. Ihr gesamter Körper steht jetzt in Flammen und in diesem Moment tritt sie aus Ihrem eigenen Körper hinaus und wird in ca. 2 Metern Abstand zu Ihrem Körper zur Beobachterin Ihres eigenen Unfalls. Sie beschreibt, dass sie beobachtet wie ihr eigener Körper verbrennt und den Flammen ausgeliefert ist. Sie fühlt keine Schmerzen und keine Angst, sie fühlt sich vielmehr sehr irritiert von der Situation. Sie sieht ihren eigenen Körper außerhalb von sich selbst und ist bei vollem Bewusstsein, das ist für sie nicht verständlich. Sie (außerhalb des Körpers) fühlt eine völlige Neutralität zu ihrem Körper und beobachtet weiterhin wie dieser lichterloh brennt und zu taumeln beginnt.

In diesem Moment sieht sie ihren 14-jährigen Sohn in das Wohnzimmer kommen und die Situation erkennend wirft er sich auf ihren Körper und versucht die Flammen am Boden mithilfe eines Teppiches auszulöschen. Das alles beschreibt Anke detailliert. Auch die anschließende Rettungsaktion wird detailliert von Anke geschildert. Das Hineinlegen in die hauseigene Badewanne und das Abbrausen mit kaltem Wasser und dem Eintreffen des Rettungshubschrauber Teams, das dann die weitere Notfallversorgung übernimmt. All diese Dinge schildert Anke detailgetreu ohne das sie bei Bewusstsein im medizinischem Sinne gilt. Im weiteren Verlauf berichtet Anke, wie sie im Rettungshubschrauber neben Ihrem verbrannten Körper steht und die

---

[17] Anke Evertz, Neun Tage Unendlichkeit, 9.Auflage 2020, Ansata Verlag, München.

Notfallärztin dabei beobachtet wie diese ihren Körper weiterhin versorgt und die angeschlossenen Instrumente überwacht. Im Krankenhaus angekommen, beschreibt sie wie die Ärzte und Krankenschwestern hektisch und besorgt ihren Körper weiter versorgen, wie sie auf die Intensivstation kommt und in ein künstliches Koma gelegt wird. Sie beschreibt die Situation im 2-Bettzimmer auf der Intensivstation und ihre Gedanken. Anke wartet darauf, dass irgendetwas passiert, aber es bleibt alles ruhig, sie sieht ihren Körper voll bandagiert im Bett liegen und fühlt keine Verbundenheit mit ihm und auf einmal kommt ihr zum ersten mal der Gedanke und die innere Gewissheit dass sie wahrscheinlich tot ist. Dieser Gedanke ist aber kein bisschen angstvoll für sie, sondern vielmehr interessant, weil dieser neue Zustand in dem sie sich bewusst befindet, ein sehr angenehmer ist. Sie sagt, dass es in diesem Zustand kein Raum- und Zeitgefühl gegeben hat, sondern nur Ruhe und Frieden. Wenig später erscheint im Krankenzimmer ein Licht das immer größer wird und aus dem sich eine große Lichtgestalt manifestiert. Anke beschreibt, das von dieser Lichtgestalt eine solch große bedingungslose Liebe und Güte ausstrahlt, dass es mit menschlichen Worten nicht zu beschreiben ist. Die Lichtgestalt kommuniziert mit Anke, allerdings nicht mit Worten, wie wir es auf der Erde kennen, sondern ausschließlich telepathisch nur über Gedanken. Die Lichtgestalt erklärt Anke, dass ihr Körper gut versorgt sei und es keinen Grund gäbe sich noch weiter in seiner Nähe aufzuhalten und das er Anke gerne mitnehmen wolle um ihr etwas zu zeigen. Anke fühlt keine Angst und ist vielmehr neugierig was nun passiert. Die Lichtgestalt kommt behutsam auf Anke zu und hüllt sie in ihr Licht ein. Anke schildert wie sie mit der Lichtgestalt aus dem Krankenzimmer und aus dem Krankenhaus heraus schwebt, weg von ihrem Körper immer höher in das Weltall hinaus schwebt. Sie beschreibt wie sich in diesem Zustand ihr Bewusstsein immer mehr ausdehnen kann und sie ein nie gekanntes Glücks- und Freiheitsgefühl empfindet. Im weiteren Verlauf schildert Anke das sie von der Lichtgestalt verschiedene geistige Ebenen gezeigt bekommt und Schulungen erhält, so auch ihre eigene Lebensrück-schau in der sie alle Stationen ihres Lebens noch einmal mit all ihren Gefühlen und der beteiligten Personen durchlebt. Es wird ihr ohne jegliche Bewertung von außen aufgezeigt, warum ihr Leben so verlaufen ist und warum es letztlich zu dem Brandunfall kam. Die Erkennende und Bewertende ist sie ganz allein selbst in allen Situationen. Mit den ausführlichen Beschreibungen und ihren Erkenntnissen aus dem Erlebten, kehrt sie mit ihrem verändertem Bewusstsein letztendlich zurück in ihren Körper und in unsere Welt.

Diese Erfahrung der Rückkehr in ihren Körper schildert sie schmerzhaft und als eigentlich nicht gewollt. Sie wäre gerne in dem jenseitigen und glückseligen Zustand verblieben und nicht in ihren, wie sie beschreibt engen, beschädigten und zu kleinen Körper zurückgekehrt. Nach ihrem Aufwachen aus dem Koma, beschreibt sie die unsäglichen Schmerzen und die Enge des Körpers die sie fühlt. Die weiteren detaillierten Aussagen auch zur Veränderung nach der NTE, Loslösung vom Ehemann, vom ausgeübten Beruf, die Verabschiedung von sogenannten Freunden, von bestimmter Kleidung, von anderer Ernährung und vielem mehr, sind bezeichnend nach einer NTE, die auch Anke Evertz in ihrem Buch beschreibt. Die hier aufgeführten wichtigen Details handeln von ihrem sehr klaren und bewussten Zustand in der außerkörperlichen Situation und den signifikanten Veränderungen nach ihrer NTE.

4.2   Veränderungen nach einer „NTE"

Wirklich erstaunlich sind die in den Studien festgestellten signifikanten Veränderungen der Betroffenen nach einer NTE in Ihren Wertvorstellungen, Lebensstilen, Wahrnehmen und Denken. Waren die meisten dieser Menschen vorher gesellschaftlich geprägt und angepasst, so machten sie nach Ihrer NTE eine vollkommene Kehrtwende in ihren Wertvorstellungen, Denkprozessen und Lebensstilen. Mehr als 50% veränderten ihr bisheriges Leben vollkommen. 50% ließen sich danach scheiden, verließen ihr Heim und waren für ihr unmittelbares Umfeld nicht mehr wiederzuerkennen. Der vorherige Lebensentwurf erschien Ihnen falsch und nicht mehr annehmbar und lebbar. Viele Betroffene die vorher eine sehr materielle Einstellung hatten, verwarfen diese nach Ihrer NTE vollständig, und ersetzten diese mit den Werten wie Liebe, Mitgefühl, Güte und Verständnis. Der sogenannte gesellschaftliche Status war ihnen völlig bedeutungslos geworden. Sie sagten, dass sie in ihrer NTE erkannt hätten, das die materiellen Dinge wie z.B. ein großes Haus, ein tolles Auto, ein gefülltes Bankkonto usw. nicht dem Sinn des Lebens entsprächen, sondern das es vielmehr darum gehe im Leben hier auf der Erde die inneren Werte zu vertiefen und zu leben. Diese vollkommene

Kehrtwendung, der Lebenseinstellung ist bis heute faszinierend und medizinisch oder psychologisch nicht erklärbar.

5. Nahtoderfahrungen aus medizinischer Sicht.

Die materielle Wissenschaft, hat zur NTE ihre eigenen Sichtweisen und Erklärungsversuche. In diesem Kapitel möchte ich nun einige kontroverse Sichtweisen und unbewiesene Hypothesen aus der medizinischen Wissenschaft vorstellen.

Bis heute, gilt in der medizinischen Wissenschaft der Lehrsatz, dass Bewusstsein und Erinnerungen ausschließlich vom Gehirn produziert werden. Seit vielen Jahren versucht man diese Funktionen im Gehirn zu lokalisieren, aber es ist bis heute nicht gelungen. Diese nicht bewiesene Hypothese wird noch heute jeder Studierenden und jedem Studierenden im Studium der Medizin gelehrt. Mittlerweile haben sich durch führende Neurologen und Hirnforscher durch verschiedene Studien unterschiedliche Meinungen dazu gebildet.

Weiterhin werden Nahtoderfahrungen in der Medizin oftmals mit Sauerstoffmangel im Gehirn, oder durch Medikamentengaben, die zu Halluzinationen oder zu einem Neuronenschub führen erklärt. Es wird als letztes Aufbäumen des Gehirns beschrieben. Ohne jeglichen Beweis wird diese Theorie immer noch weiter angeführt.. Aber nichts des zu trotz, ist sie eine Hypothese, die als nicht bewiesen gilt. Dies ist das eigentliche Dilemma der materiellen Wissenschaft.

Eine Erklärung aus der Studie von Dr. Pim van Lommel lautet folgendermaßen: Zusammenfassung zur Neuroplastizität:

„Der Mensch ist offenbar mittels seines Bewusstseins in der Lage, die anatomischen Strukturen und die damit zusammenhängenen Funktionen des eigenen Gehirns zu verändern, „The mind can change the braiin". Offensichtlich besteht eine Interaktion zwischen Gehirn und Bewusstsein jedoch nicht nur im Sinne von Ursache und Wirkung. Daher ist es wohl **nicht** richtig zu behaupten, das Bewusstsein wäre allein das Produkt der Gehirnfunktionen."[18]

---

[18] Pim van Lommel, Endloses Bewusstsein, S. 242

Weiterhin erwähnt Dr. Pim van Lommel die nachfolgenden Wissenschaftler in diesem Zusammenhang:

„Auch die berühmten Neurowissenschaftler Charles S. Sherrington (1875 – 1952) und John C. Eccles (1903 – 1997) und Wilder Penfield (1891 – 1976) sahen im Gehirn einen komplizierten Organismus, der Bewusstsein erfasst und übermittelt, aber nicht produziert."[19]

Stellt man sich im Vergleich zum Gehirn z.B. ein Radio vor, das als Empfänger und Sender für Radiowellen gilt, kann der Laie auf dieser Ebene nachvollziehen, dass ein Gehirn auf Wellen von Bewusstsein genauso funktionieren könnte. Es könnte ein hochtechnisiertes Instrument für die Übertragung und Interaktion von Kommunikation sein, egal aus welchen Dimensionen die Kommunikationen auch stammen und vielmehr als Sender, Empfänger und Verarbeitungsinstrument agieren, aber nicht als Bewusstsein produzierend, genauso wenig, wie ein Radio Radiowellen produziert.

Materiell kann das Bewusstsein nicht erklärt werden, weil es sich bei Bewusstsein um eine nicht messbare immaterielle Substanz /Stoff handelt. Es entstammt dem geistigen unsichtbaren (nicht materielle Substanz) und folgt nicht dem materiellem Prinzip, das man mithilfe von Instrumenten messen kann.

6. Die EREAMS Studie

In diesem Kapitel meiner Abschlussarbeit möchte ich noch auf die aktuell durchgeführte Ereams-Studie Bezug nehmen, die vom April 2019 bis Mai 2020 an 243 Studienteil-nehmern/innen durchgeführt wurde. Die Studie wurde begleitet von Prof. Dr. rer. medic. Oliver S. Lazar (Wissenschaftliche Projektleitung, Essen, Deutschland) sowie dem bekannten Medium Bettina Suvi-Rode, (Spirituelle Buchautorin, Lehrerin, Coach und Medium, Dortmund, Deutschland) sowie Tanja Schlömer, (Spirituelle Lehrerin, Coach und Medium, Bottrop, Deutschland) und Kathrin Stephan, (Psychologische Psychotherapeutin, Tübingen, Deutschland).

Viele Skeptiker und materialistisch geprägte Wissenschaftler werfen den Studien aus dem Bereich der Spiritualität immer wieder vor, dass sie nicht objektiv verifizierbar

---

[19] Pim van Lommel, Endloses Bewusstsein, S. 243

seien und sich somit einer anerkannten wissenschaftlichen Methodik entziehen würden. Subjektive Wahrnehmungen und Erfahrungsberichte von Betroffenen werden wissenschaftlich nicht akzeptiert. Solche Studien seien in einer Wissenschaft, die Objektivität, Messbarkeit und Wiederholbarkeit in Raum und Zeit fordert, nicht legitim.

Das besondere der Ereams Studie ist, dass diese zum ersten Mal den subjektiven Bereich verlässt und durch die angewandte Methodik ein völlig neues Qualitätslevel in der Erforschung von Jenseitskontakten und Bewusstsein erreicht. Das Zitat von Prof. Dr. medic Oliver S. Lazar zur Studie lautet: „Wir reden hier über eindeutige, objektiv verifizierbare Tatsachen. Der Vorwurf, solche spirituellen Studien entzögen sich einer seriösen wissenschaftlichen Methodik, kann daher nicht länger aufrecht erhalten werden.

„Unsere EREAMS-Studie konnte mit höchst signifikanten Ergebnissen das Fortbestehen unseres Bewusstsein nach dem physischen Tod verifizieren.)"[20]Die Einzelheiten dieser Studie sollen im Herbst 2021 im Buch von Prof. Lazar mit dem Titel „Jenseits der Materie" veröffentlicht werden. Im Vorfeld dazu, kann jede/r Interessierte auf Youtube ein Interview mit Prof. Lazar abrufen, wo er sich selbst sowie die Einzelheiten und Details der Studie vorstellt.[21]

Im folgenden habe ich einen Auszug aus der statistischen Auswertung der Ereams-Studie eingefügt, an der die hohe Evidenz dieser Studie sichtbar wird. Die erste Darstellung bezieht sich auf die hochspezifischen Beweise, d.h. wie viele haben von den 243 Teilnehmer/innen der Studie einen hochspezifischen Beweis von einem engen Verstorbenen (Mutter, Vater, Kind, Partner/in, Freund/in, Bruder, Schwester ect.) aus dem Jenseits bekommen. Hier ging es nicht um schwammige Aussagen, sondern um ganz spezifische Informationen/Details, die nur dem oder der Hinterbliebenen und dem/der Verstorbenen bekannt waren. Das erstaunliche Ergebnis von 90 % Übereinstimmung war für die Verantwortlichen die die Studie durchführten, selbst überraschend.

Diese Grafik wurde aus urheberrechtlichen Gründen von der Redaktion entfernt

---

[20] https://jenseits-von-materie.de/spirit/ereams-studie/#page-content (abgerufen am 17.01.2021)
[21] https://www.youtube.com/watch?v=uIKtHqgLxvc (abgerufen am 17.01.2021)

Bei der zweiten Grafik wurde die Tröstlichkeit der 243 Teilnehmer/innen gemessen, d.h.

in wie fern fühlten sich die Teilnehmer/innen, die zum Teil noch um einen Verstorbenen trauerten getröstet, wenn sie einen oder mehrere hochspezifische Beweise von ihrem/r Verstorbenen erhielten. Auch gerade dieser Aspekt ist für Hinterbliebene in ihrer Trauer nicht zu unterschätzen. Die Heilung und der Trost die damit einhergingen, sind absolut positiv zu bewerten.

Diese Grafik wurde aus urheberrechtlichen Gründen von der Redaktion entfernt

7. Zusammenfassung / Fazit

Gegenwärtig ist über die Hintergründe einer NTE noch zu wenig bekannt, um allgemein gültige Aussagen machen zu können. Verschiedenste Disziplinen (Psychologie, Theologen, Neurologie...) befassen sich mit dem Phänomen. Deutlich ist durch die NTE-Forschung und die materielle Wissenschaft aber folgendes geworden, beide werden ohne die Zusammenarbeit des jeweils anderen keinen bahnbrechenden Erfolg haben. Die nichtmaterielle und die materielle Wissenschaft müssen Hand in Hand gehen und diese Phänomene der NTE ganzheitlich betrachten und erforschen, nur dann wird sich Erkenntnis und Erfolg auf diesem Gebiet einstellen. Nicht wegzureden ist die Tatsache, das Millionen von Menschen das Phänomen einer tiefgehenden und nachhaltigen NTE-Erfahrung gemacht haben und in Situationen wo sie klinisch Tot waren, im Koma lagen, oder während einer OP in tiefer Narkose lagen, im außerkörperlichen Zustand sich selbst und ihr gesamtes Umfeld mit den Ereignissen die vor sich gingen detailliert und bewusst wahrnehmen und wiedergeben konnten. Bis heute ist dieses auf der ganzen Welt nicht medizinisch erklärbar und bleibt somit bis heute ein Rätsel. Alle bis heute gesammelten Daten zur Nahtod- und Jenseitsforschung deuten vielmehr darauf hin, dass Bewusstsein nicht nur lokal vorhanden ist, sondern unendlich um uns herum existiert. Auch die signifikanten Lebensveränderungen, die die Betroffenen nach einer NTE in Sicht auf ihr Leben, Beruf, Lebenseinstellung und Gesellschaft vollziehen ist nicht erklärbar und auch einzigartig. Wenn man den Vergleich von intensiven Träumen, Halluzinationen oder Zustände von Bewusstseinserweiternden Medikamenten oder Drogen nimmt, so setzten diese keineswegs bei Menschen eine oder mehrere prägnante und nachhaltige Lebensveränderungen in Gang.

Wir können also abschließend bis jetzt nie sicher sein, ob ein Mensch der sich im Koma befindet, sich selbst und die Außenwelt nicht doch bewusst wahrnehmen kann, nur weil es keine sichtbare körperliche Regung gibt. Bevor es dazu keine wissenschaftlich anerkannten Beweise gibt, muss letztendlich jeder einzelne Mensch mit seinem gesunden Menschenverstand selbst entscheiden was er oder sie glauben möchte und welche bis jetzt öffentlich bekannten Forschungsergebnisse für den einzelnen Sinn ergeben. Ich persönlich bin ganz sicher, dass die Forschung auf diesem Gebiet in den nächsten Jahren zu Erkenntnissen gelangen wird, die ein völliges Neudenken in Medizin, Psychologie und Gesellschaft auslösen wird.

8. Literatur- und Quellenverzeichnis

Moody, A. Raymond, Dr. „Life after life", dt. Leben nach dem Tode, veröffentlicht 1975,
in englischer Sprache und 1978 Erstausgabe in Deutsch, Rowohlt – Reinbeck 1978, ISBN: 349804253X / 3-498-04253-X

Kübler-Ross, Elisabeth, Dr. „Über den Tod und das Leben danach" 40. Auflage 2012, Verlag „die Silberschnur GmbH", Steinstraße 1 · D-56593 Güllesheim, Erscheinungsjahr 1984

Dschulnigg Franz, Empirische Jenseitsforschung, Interviews mit Nahtoderfahrenen, https://www.youtube.com/c/EmpirischeJenseitsforschung/videos , (abgerufen am 22.12.2020)

Lommel, Pim van, Dr., „Endloses Bewusstsein", die niederländische Originalausgabe erschien 2007 unter dem Titel „Eindelos Bewustzijn" vollständige Taschenbuchausgabe 2013, Knaur Taschenbuch, für die deutschsprachige Ausgabe 2009, Patmos Verlag, Schwabenverlag AG,

Lazar S. Oliver, Prof. Dr. rer. medic., EREAMS-Studie, https://www.youtube.com/watch?v=uIKtHqgLxvc, (abgerufen am 17.01.2021)

BEI GRIN MACHT SICH IHR WISSEN BEZAHLT

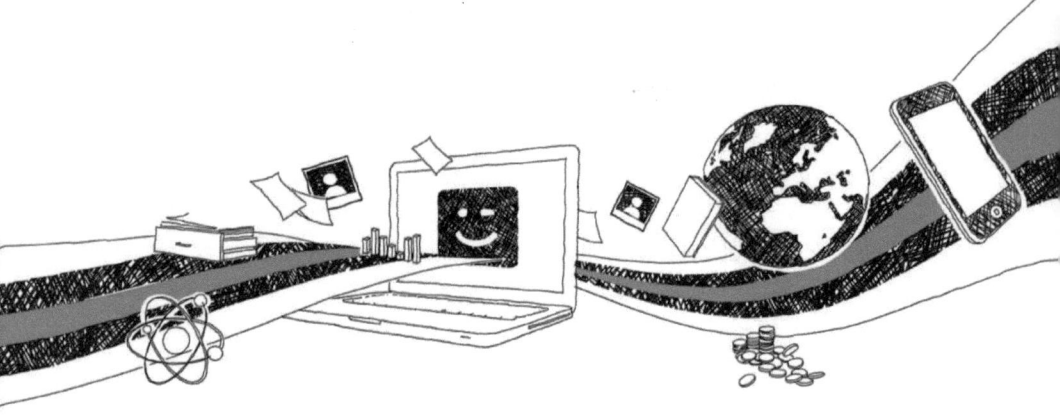

- Wir veröffentlichen Ihre Hausarbeit,
  Bachelor- und Masterarbeit

- Ihr eigenes eBook und Buch -
  weltweit in allen wichtigen Shops

- Verdienen Sie an jedem Verkauf

Jetzt bei www.GRIN.com hochladen
und kostenlos publizieren

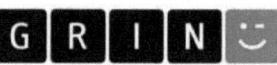